TRAITEMENT

DES

MALADIES DES FEMMES.

SECONDE PARTIE.

CHAPITRE PREMIER.

Travail naturel.

Les femmes, en général, sont délivrées du fardeau qui les rend mères, au bout de neuf mois; ce qui fait trente-neuf semaines (ou 263 jours) après la conception. Cependant, comme le période exact de l'imprégnation n'est pas communément bien connu, il n'est pas ordinaire aux femmes de le calculer avec précision.

Comme, dans quelques cas, le terme de la grossesse est considérablement abrégé, il est probable que, dans d'autres, il est un peu prolongé. Quoique cela ait souvent été nié, plusieurs observations que j'ai faites dans ma propre pratique me l'ont cependant confirmé sans aucun doute. Pour s'affermir dans cette opinion, on peut aussi remarquer que si le terme de la grossesse est souvent prolongé de plusieurs jours dans les autres animaux, il est raisonnable de supposer que la même circonstance a lieu dans les femmes.

Dans le plus grand nombre de cas, les femmes sont délivrées sans beaucoup de difficulté ou de dangers. Cet accouchement s'appelle naturel.

Quoique l'accouchement naturel ne soit pas suivi de grand danger, encore le secours d'un médecin habile est-il toujours nécessaire, afin de se mettre en garde contre les accidens qui, sans cela, pourroient arriver et rendre la vie de la malade misérable pour l'avenir. On a nié cette importante vérité, en faisant une fausse comparaison entre le travail des femmes et celui des bêtes; mais la structure de celles-ci les exempte des dangers auxquels celles-là sont nécessairement sujettes par leur constitution.

SECTION PREMIÈRE.

Symptômes du travail.

L'APPROCHE du travail est annoncée par quantité de sensations qui, quoiqu'elles soient certainement très-douloureuses et très-incommodes pour la femme, doivent cependant être csnsidérées commes des simptômes favorables, causés par des circonstances qui préparent et facilitent la délivrance.

Avant le travail, le ventre, en général, diminue beaucoup de volume, ce qui vient de l'abaissement de l'enfant dans la partie inférieure du ventre.

Les premiers signes de travail sont des douleurs dans le dos et les reins, qui viennent à des intervalles irréguliers, et qui excitent les sensations les plus désagréables. Elles sont causées par les premières contractions de la matrice, qui servent à ouvrir par degrés l'orifice de cet organe, qui, comme nous l'avons remarqué plus haut, se ferme peu après la conception.

La conséquence de cet effet des contractions de la matrice est l'écoulement de cette substance qui a fermé cet organe, et qui est d'une matière visqueuse, souvent légèrement teinte de sang, et qu'on appelle en langage vulgaire, les *marques*.

Lorsque ces symptômes continuent pendant quelque temps, la malade devient très-mal à son aise; elle a de fréquens accès de chaud et de froid, avec de pressans désirs d'uriner; elle est excessivement impatiente; chaque situation lui paroît insupportable et malheureuse.

Les douleurs augmentent par degrés en fréquence et en force; elles viennent à des intervalles réguliers de dix à douze minutes, et ne causent plus ce mal-aise continuel qu'on éprouvoit d'abord; car, quand elles quittent, la malade est communément tout-à-fait soulagée.

Ces douleurs sont les signes qui peuvent faire juger aux femmes qu'elles sont en travail; mais comme elles ont souvent lieu dans les derniers mois de la grossesse, et peuvent induire à erreur, il est très-important de faire connoître la manière de distinguer celles-ci des douleurs du travail réel, parce que autrement elles pourroient tenir pendant plusieurs jours dans un état d'anxiété et d'incommodité.

Les fausses douleurs, comme on les nomme, arrivent plus communément vers le soir, et sont très-incommodes pendant la nuit, et plus légères et plus irrégulières que les douleurs vraies. Comme elles n'opèrent point de changement à l'orifice de la matrice, elles ne sont point suivies des *marques*.

Les fausses douleurs sont occasionnées par la pression

de la matrice sur les parties qui l'environnent, ou par la constipation. Dans le premier cas, on les éloignera, en changeant de position, et par l'opiat. Dans le second, on ne pourra les faire disparoître qu'en remédiant à l'état de constipation.

Chez plusieurs femmes, les douleurs fausses sont suivies d'un écoulement presque semblable à celui produit par les douleurs vraies : circonstance qui est sujette à en imposer à la malade et à quelques hommes de l'art. Il faut donc, dans plusicurs cas, un grand discernement pour distinguer les fausses douleurs d'avec les vraies. Faute d'attention à cet égard, j'ai souvent été appelé auprès de femmes qui s'étoient crues pendant plusieurs jours en travail, lorsque dans le fait il n'avoit pas commencé.

SECTION IIe

Traitement pour le commencement du travail.

TOUTES les femmes en général sont affectées au commencement du travail de fortes appréhensions qui peuvent produire de très-mauvais effets, si on les favorise. Il est donc important qu'un ou deux amis enjoués soient présens dans ces occasions, afin d'inspirer à la malade de la gaieté et du courage.

Ceux qui soignent les femmes en cet état recommandent souvent, au commencement du travail, des boissons chaudes en forme de cordiaux ; elles augmentent la tendance à la fièvre, qui est naturelle dans ce temps, et la vigueur passagère qu'elles produisent est bientôt suivie d'un grand degré de langueur qui retarde la délivrance.

Le lit sur lequel la femme repose pour accoucher, exige, lorsque le travail a commencé, une petite préparation, afin qu'il ne reste pas mouillé après la délivrance, ce qui deviendroit très-mal sain pour la femme.

Les accoucheuses, en général, savent très-bien quelle est la forme qui convient au lit où l'on doit accoucher. Les règles suivantes pourront néanmoins être utiles, lorsqu'il n'y aura pas de sages-femmes.

Le lit doit être placé dans une situation telle qu'il puisse être convenablement exposé au vent, sans que la malade se trouve dans un courant d'air. Il doit être aussi à quelque distance du mur. Les rideaux du lit seront d'étoffe légère, tels que de coton ou de toile; ils seront entièrement propres, et jamais tirés tout-à-fait autour du lit : autrement, l'air frais ne pourroit y être admis, ni l'air corrompu s'en échapper.

On placera sur le lit de plume un matelat de crin sur lequel on étendra une ou deux peaux de mouton apprêtées, ou une pièce d'étoffe huilée. Alors, on disposera de la manière accoutumée une paire de draps propres, et on en mettra en travers du lit une autre paire en forme de rouleau, et dont les extrémités seront pliées sur les côtés. Le drap de dessous sera roulé sur le devant du lit, et celui de dessus, retourné sur les couvertures, y sera assujetti par une aiguillée de fil, afin qu'aucun obstacle ne nuise au secours nécessaire de l'accoucheur.

On disposera immédiatement sous la malade une grosse couverture de lit pliée sur un drap, en forme d'une serviette de table, et on la retirera après l'accouchement.

Les oreillers doivent être placés, de manière que la figure de la femme, quand elle est sur le côté gauche, puisse être tournée vers le dossier du lit.

En suivant ces règles, les femmes ne seront point exposées au froid durant le travail. Après l'accouchement, elles se trouveront soulagées, sans être troublées, en même temps qu'elles pourront recevoir tous les secours nécessaires, sans inconvénient.

Les vêtemens des femmes, durant le travail, doivent être légers et simples autant qu'il est possible, afin qu'ils ne les échauffent pas trop, ou qu'ils n'embarrassent pas l'accoucheur.

Dès que le travail a réellement commencé, on doit évacuer les gros intestins, par le moyen d'un lavement émollient : autrement, il pourroit arriver des circonstances très-désagréables.

SECTION IIIe

Moyens par lesquels l'Enfant est expulsé.

DANS le travail naturel, la tête de l'enfant se présente la première, et elle est merveilleusement adaptée au passage à travers lequel elle sort.

La manière générale dont l'enfant passe à travers le bassin, a été soigneusement expliquée plus haut. Les obstacles qui s'opposent aux progrès de ce passage l'empêchent de tomber de la matrice par son propre poids, et servent puissamment à mettre à l'abri les parties délicates par où il est expulsé.

La nature a donc préparé un appareil particulier pour l'expulsion de l'enfant ; car cette opération nécessaire s'exécute par les contractions réitérees de la matrice, aidées du diaphragme et des muscles du ventre.

Les premières contractions de la matrice sont employées à préparer les parties pour le passage de l'enfant ; car, elles poussent en devant la partie inférieure du sac membraneux rempli d'eau, dans lequel l'enfant est renfermé, et semblable à une petite vessie. Ce sac étant insinué entre les bords de l'orifice de la matrice, les force par degrés à se dilater, et, augmentant de grandeur à mesure qu'ils se dilatent, continue d'ouvrir l'orifice et la partie supérieure du vagin, jusqu'à ce qu'ils soient suffisamment élargis pour admettre l'entrée de la tête de l'enfant : il s'écoule communément quatre, six ou huit heures avant que cela arrive.

Par ce moyen, ces parties sensibles et extrêmement délicates ne sont pas exposées aux injures que causeroit une ouverture forcée et subite. Les femmes donc, au lieu de se livrer à l'impatience durant les premières heures de travail, devroient considérer que plus leur délivrance s'exécute lentement, plus elles doivent être assurées d'un prompt rétablissement.

Après que les passages sont suffisamment préparés, le sac membraneux crève, et les eaux sont évacuées. Cet écoulement est en général suivi d'une remission passagère des douleurs.

Cet intervalle, cependant, ne continue pas long-temps ; car les parties inégales de l'enfant, pressant sur la matrice, en même temps que cet organe diminue de volume, excitent de très-violentes contractions, qui provoquent alors l'action du diaphragme et des muscles du ventre, et occasionnent ainsi des douleurs fortes et affoiblissantes.

La tête de l'enfant entre alors dans la cavité du bassin, et, par l'action continuée de la matrice, elle est poussée par degrés à travers cette cavité, de la manière ci-dessus expliquée, jusqu'à ce qu'elle arrive à la partie inférieure. Quand elle est avancée jusques-là, ses progrès ultérieurs sont retardés pendant quelque temps, par les parties charnues situées au fond du bassin. Celles-ci, cependant, cèdent par dégrés aux douleurs continues, et enfin la tête de l'enfant est expulsée.

Le soulagement que la femme éprouve alors, n'est que passager; car une ou deux minutes après, les contractions de la matrice recommencent et poussent en avant les parties restantes de l'enfant, qui, après avoir fait le tour du bassin, sont complétement chassées et suivies d'un écoulement considérable d'eau mêlée d'un peu de sang.

Quelquefois des femmes, après l'écoulement des eaux, éprouvent une douleur continuelle et affoiblissante, jusqu'à la délivrance de l'enfant; tandis que chez d'autres les douleurs reviennent à des intervalles réguliers, et augmentent seulement par degrés en force et en effets. La première circonstance arrive plus communément chez les femmes qui ont eu plusieurs enfans; et la seconde, chez celles qui accouchent pour la première fois.

SECTION IVe

Traitement nécessaire durant l'expulsion de l'Enfant.

QUAND les contractions de la matrice tendent seulement à préparer les passages, il n'est pas besoin de secours. La femme se tiendra tranquille et fraîchement, sans cependant conserver la même posture. On doit se mettre en garde contre les violentes agitations du ventre :

autrement, les eaux pourroient s'écouler trop tôt, et il s'ensuivroit des conséquences très-fâcheuses.

C'est pour ces raisons que le fréquent changement d'accoucheur, dans le commencement du travail, causera beaucoup de mal et jamais de bons effets.

On ne doit prescrire, dans ce temps, ni remèdes, ni autre expédient pour augmenter la force des douleurs, parce que, plus les passages s'élargissent lentement, et moins la malade éprouvera d'accidens fâcheux.

Les femmes vomissent souvent durant les premières heures du travail; on ne doit cependant point craindre de danger de ce vomissement; si la malade n'a point eu précédemment de maladie, il accélère souvent, au contraire, la délivrance. Si, dans ces circonstances, il y a des signes évidens d'un estomac dérangé, on prendra du thé-verd, ou une infusion de fleurs de camomille, avec quelques gouttes d'esprit de corne de cerf.

Quand l'enfant commence à passer à travers le bassin, plusieurs femmes sont saisies d'accès de frisson, qui annoncent, en général, une prompte délivrance, et ne doivent être regardés comme dangereux, que quand l'état de santé de la femme a d'abord été mauvais.

Les douleurs affoiblissantes qui ouvrent les passages à l'enfant, ne doivent être que l'effort de la nature, et la femme ne doit jamais y en ajouter d'artificiels; car dans ce cas, ou l'enfant seroit poussé sur les parties à l'issue du bassin, avant que ces douleurs l'eussent préparé; ou la femme seroit tellement affoiblie, qu'elle ne pourroit supporter la fatigue nécessaire qui accompagne l'expulsion complète de l'enfant.

On ne sauroit recommander trop fortement cette précaution; car l'inattention dans cette circonstance, et l'inpatience que les femmes ne peuvent pas toujours alors contenir, ont souvent rendu difficile et douloureux un travail qui, sans cela, eut été naturel et aisé. On doit surtout, lorsque la tête de l'enfant est arrêtée à l'issue du bassin par les parties molles, se mettre en garde contre les efforts volontaires; car si l'on hâtoit alors la délivrance, ces parties se dechireroient aisément: ce qui rendroit la vie de la malade misérable pour l'avenir.

Le traitement d'un accoucheur habile est indispensablement nécessaire pour prévenir un si triste accident, dans tous les cas, où, par les sensations aiguës de la malade, on ne peut éviter, vers ce temps, un violent affoiblissement.

La négligence des hommes de l'art, sur cet important devoir, a réduit plusieurs femmes à l'état le plus pitoyable qui puisse affecter la nature humaine.

Après que la tête de l'enfant sera passée, on laissera la femme jouir du soulagement momentané qu'elle ressentira, et on ne doit pas, par-conséquent, chasser immédiatement le corps avec force, comme on le fait souvent; car, outre qu'on expose à des maux la femme à qui l'on ne donne pas un peu de repos, on rend par là difficile la délivrance de l'arrière-faix. On laissera donc passer une ou deux minutes avant d'attirer le corps.

On ne séparera point l'enfant d'avec la mère, que le boyau du nombril ne soit noué, afin d'empêcher l'écoulement du sang par les vaisseaux divisés, accident qui pourroit devenir funeste: à moins, cependant, que l'enfant n'ait donné des signes évidens de vie, on ne le détachera point de la mère, qu'on n'ait employé les moyens propres à son rétablissement, excepté dans des occasions

particulières

particulières qui seront exposées dans une autre partie de cet ouvrage.

SECTION Ve

Moyens par lesquels les appendices de l'enfant sont chassés.

Les appendices de l'enfant sont expulsés par un effort seul de la nature dans le plus grand nombre de cas ; et pour cela elle employe les moyens les plus simples, comme les plus puissans.

Quand la délivrance de l'enfant n'a pas été conduite avec trop de précipitation, la matrice diminue de volume d'une manière très-graduelle, et proportionnée à l'expulsion de ce qu'elle contenoit.

Elle est ainsi préparée pour la contraction régulière de haut en bas, après que la femme s'est rétablie des premières fatigues du travail.

Quand la femme s'est reposée pendant quelque temps, elle commence à ressentir, de nouveau, des douleurs causées par le retour des contractions de la matrice. Elles sont beaucoup moins violentes que celles qui accomplissent l'expulsion de l'enfant.

Quand ces contractions ont continué pendant un certain temps, l'arrière-faix est séparé, ensuite expulsé, et la matrice se referme.

Par ce moyen, les orifices des gros vaisseaux sanguins, qui sont rompus par la séparation de l'arrière-faix, se trouvent bouchés, et par-conséquent l'écoulement du sang, qui, autrement, pourroit devenir la cause du plus grand danger, est arrêté.

Les appendices de l'enfant sont généralement chassés depuis dix minutes, jusqu'à une heure après l'accouchement.

SECTION VI.

Secours nécessaire durant l'expulsion de l'arrière-faix.

Il est très-important, avant que l'arrière-faix soit expulsé, de découvrir s'il n'y a pas quelqu'autre enfant dans la matrice, et l'on doit s'en assurer immédiatement après que l'enfant est né. On fera connoître, dans le chapitre suivant, les signes par lesquels on peut distinguer la présence de deux ou trois enfans.

L'accoucheur, pour aider la délivrance de l'arrière-faix, doit attendre les contractions de la matrice: autrement, il pourroit s'ensuivre les plus dangereuses conséquences. Il est d'une grande importance de bien connoître cette circonstance; car la malade, après un travail aisé, peut perdre la vie par la précipitation d'un accoucheur ignorant.

En exposant, cependant, la cause du danger, celles qui seront dans le cas d'avoir besoin de personnes habiles, pourront prévenir les effets de l'ignorance, et échapper par là aux dangers auxquels, sans cela, elles seroient exposées.

La plus grande portion de la matrice, au terme accompli de la grossesse, est, comme on l'a remarqué, tout-à-fait indépendante de toutes les parties voisines, et par-conséquent sans appui. On a aussi observé que l'arrière-faix est plus généralement attaché à son fond. Si, donc, l'extraction des appendices de l'enfant s'exécute avant la contraction de la matrice, l'intérieur de cet organe descendra; et si l'imprudent accoucheur continue toujours de tirer en bas, la matrice renversée sortira du corps de la mère, et la mort suivra bientôt après. Ce triste accident sera plus particulièrement décrit dans la troisième partie de cet ouvrage.

Le cas suivant prouvera cette importante vérité, mieux que les raisons les plus claires ne pourroient le faire.

Onzième observation. —— Une sage-femme, morte il y a quelques années, assista une dame dans les faubourgs d'Edimbourg, qui avoit été mariée plusieurs années avant de devenir grosse.

La joie que cet événement donna à son mari, et à elle-même, lui fit attendre avec impatience le temps de l'accouchement, et lui inspira beaucoup de confiance et de courage quand il fut arrivé.

Son travail devint long; mais enfin elle fut délivrée, sans aucun secours extraordinaire, d'un enfant en bonne santé. La sage-femme venoit malheureusement d'être appelée pour une autre malade, immédiatement avant que cet accouchement eût lieu; elle fut impatiente de finir, afin de pouvoir vaquer à l'autre. Sans attendre, donc, les contractions de la matrice, elle tira par le cordon ombilical avec beaucoup de force, tandis que la malade étoit dans cet état de langueur qui suit généralement un travail long.

Elle continua ses efforts précipités, en dépit de l'agonie de la dame, jusqu'à ce qu'elle eût complétement renversé la matrice hors du ventre, et les convulsions survinrent.

Je fus immédiatement appelé, et je n'arrivai que trois

O 2

quarts-d'heure après la délivrance; mais la malheureuse malade étoit morte long-temps avant mon arrivée. La matrice et le vagin étoient tous deux complétement renversés, et l'arrière-faix y tenoit fortement.

LORSQUE les douleurs qui annoncent les contractions de la matrice, se font sentir, l'accoucheur aidera l'expulsion de l'arrière-faix, en tirant modérément le cordon ombilical (le boyau du nombril) durant la douleur, et en s'efforçant d'amener l'arrière-faix à travers le bassin, de manière que ses progrès ne puissent être retardés par aucune des parties voisines.

Pendant que l'accoucheur donnera ces secours, la malade fera des efforts très-modérés, et évitera tous ceux qui, trop violens, pourroient causer la toux, l'éternuement et tous symptômes dangereux.

Quand les contractions de la matrice sont lentes, on peut les aider, en frottant légèrement le ventre de la femme avec la main; mais on ne doit jamais employer, pour cela, les remèdes, ou les lavemens stimulans.

SECTION VIIe

Observations générales sur l'Accouchement naturel.

LE travail naturel, traité de la manière prescrite, n'est jamais le produit d'aucune fâcheuse conséquence, quoique les douleurs passagères soient quelquefois très-cruelles. Les femmes en couche ont très-peu à craindre dans les mains d'un accoucheur habile, pourvu qu'elles soient d'une bonne santé, parce que la plupart des accouchemens sont naturels.

Les frayeurs et le découragement, qui affectent inévitablement au commencement du travail, sont donc malfondés, et l'on doit soigneusement se mettre en garde contre eux, parce qu'ils peuvent causer des effets très-dangereux.

Les accoucheurs et les gardes-malades emploient généralement, pour cela, un moyen très-mauvais, en cachant à la malade, avec le plus grand soin, les dangers qui peuvent avoir lieu durant l'accouchement.

Toutes les femmes étant à même d'apprendre plusieurs histoires des événemens les plus tristes arrivés durant le travail, vouloir les cacher, c'est faire croire à la malade qu'elle est elle-même exposée à de très-grands dangers.

Mais si on expliquoit très-clairement aux femmes les circonstances de chaque cas malheureux, on produiroit un effet très-opposé; car elles verroient qu'il est arrivé très-peu de malheurs, quand on a apporté une attention convenable, et que la constitution de la malade n'a point été auparavant attaquée.

Il est donc du devoir de tout homme humain de faire connoître les dangers auxquels les femmes sont exposées durant le travail par une mauvaise administration, afin qu'elles puissent employer les moyens nécessaires pour les éviter. Par la même raison, il ne leur cachera point que plusieurs dangers suivent cet état, même dans les meilleures constitutions, comme on le prouvera dans le chapitre suivant; dangers qu'on peut heureusement prévenir avec le secours d'un habile médecin.

CHAPITRE II.

Travail languissant.

QUAND la délivrance ne s'accomplit pas vingt-quatre ou trente heures après les premières contractions de la matrice, on peut appeler le travail languissant.

Il faut, dans ce cas, beaucoup de conduite, pour empêcher que la malade ne s'affoiblisse par l'anxiété et la crainte, et beaucoup de discernement, pour distinguer les obstacles qui peuvent céder dans peu à la durée des douleurs du travail, et ceux qui, sans aucun danger, ne peuvent être surmontés que par l'interposition d'un homme de l'art.

Les femmes, par une connoissance des causes d'un travail languissant, peuvent être en état d'éviter cette anxiété et cette impatience, qui contribuent si fort à à retarder la délivrance. Ce chapitre est particulièrement destiné à cet objet.

SECTION PREMIÈRE.

Travail rendu languissant par un mauvais traitement.

L'OFFICIEUSE interposition des hommes de l'art ignorans, est la cause fréquente d'un travail languissant; car, si on donne du secours avant que les passages soient préparés pour la délivrance de l'enfant, l'action redoublée de la matrice ne pourra qu'affoiblir la malade, et la rendre incapable de faire les efforts dont dépend l'heureuse et prompte fin du travail.

L'irrégularité des passions de l'ame a souvent interrompu et retardé les progrès du travail. Si donc un homme de l'art, au lieu d'inspirer du courage à la malade, néglige absolument de lui parler, ou cherche à l'effrayer, la délivrance sera inévitablement retardée.

On doit donc soigneusement éviter toute circonstance qui pourroit occasionner quelque violente passion de l'ame.

Quand la malade est tenue trop long-temps dans une même posture, et qu'on lui fait croire trop tôt qu'elle est en travail, elle se lasse naturellement; ses forces s'épuisent, et les douleurs quittent ou reviennent seulement à des intervalles éloignés et irréguliers.

On doit varier le traitement, en le faisant accorder avec les circonstances des différens cas, dans le travail qui est prolongé par une mauvaise administration.

Quand les forces sont épuisées, on peut donner des alimens nourrissans et des cordiaux; et, dans tous les cas de cette nature, l'opiat pourra être recommandé avec de très-bons effets.

Les nourritures les plus convenables, durant le travail, sont du bouillon léger, ou de poulet et de veau, ou de la gelée de corne de cerf; les meilleurs cordiaux sont, le thé, le café, ou l'eau de canelle orgée.

SECTION IIe

Travail rendu languissant par la position de l'Enfant.

On a observé que, dans le travail naturel, ta tête de l'enfant entre dans le bassin, dans la position qui occupe le moins d'espace possible ; il arrive cependant quelquefois qu'elle vient en bas, dans une direction qui exige plus de place que de coutume. On ne sera donc point surpris que, dans ces circonstances, l'action de la matrice et des puissances qui l'aident, se prolonge très-long-temps pour chasser l'enfant.

Cependant, lorsqu'il n'y a pas d'autres obstacles qui arrêtent la délivrance, la situation de la tête de l'enfant y est un empêchement momentané ; et, quoiqu'elle puisse occasionner à la malade des douleurs plus sensibles que si le travail étoit strictement naturel, néanmoins, si les douleurs sont fortes et agissantes, elle sera aussi surement délivrée que si tout avoit été parfaitement favorable.

Mais quand, avec la situation non-convenable de la tête de l'enfant, les douleurs deviennent foibles, et retardent par-conséquent la délivrance, alors, à moins que la position ne soit dérangée par le secours d'un habile homme de l'art, la violente pression, qui doit être produite sur les parties voisines délicates, occasionnera beaucoup de mal.

La structure de la tête de l'enfant est si heureusement conformée, que quand elle entre dans le bassin, dans une mauvaise position, elle excite une irritation sur la matrice, qui la fait contracter avec une force extraordinaire ; d'où vient que, dans un travail semblable, les douleurs sont généralement violentes et agissantes.

Quoique, dans le plus grand nombre de cas, le travail se termine surement en attendant quelque temps, néanmoins le secours d'un homme de l'art, adroit, peut souvent soulager la malade de plusieurs heures de souffrances cruelles. On ne doit cependant pas cacher qu'à moins qu'un accoucheur expérimenté n'en ait reçu l'ordre de la malade, on ne peut se confier à la nature seule, sous prétexte qu'une tentative mal-dirigée, pour donner du secours, peut, dans ce cas, produire les effets les plus malheureux.

Section III.

Travail rendu languissant par la structure de la Femme.

On a remarqué plus haut que le passage à travers lequel l'enfant vient pendant le travail, n'est pas également bien conformé chez toutes les femmes; car le corps humain est sujet à une maladie dont d'autres individus de la création sont exempts.

Lorsque la figure et la grandeur ne sont pas considérablement éloignées de l'état naturel, quoiqu'il faille plus de temps que de coutume, cependant la délivrance peut, à la fin, s'accomplir avec sureté pour la mère et pour l'enfant.

Dans ce cas, les femmes ne doivent point s'impatienter ou s'inquiéter; autrement, elles s'affoibliroient bientôt, et elles rendroient leur délivrance impossible, sans un secours extraordinaire.

Le devoir des hommes de l'art, dans ces occasions, est de permettre aux douleurs du travail d'avoir tous les effets qu'elles peuvent produire, de soutenir les forces de la malade, et d'empêcher, avec des esprits, qu'elle ne s'affoiblisse.

Il faut beaucoup de savoir et d'expérience pour distinguer entre l'apparence et la réalité du danger, dans plusieurs cas, mais sur-tout dans les accouchemens que la difformité du bassin rend languissans. Il est étonnant combien est grande la douleur qu'éprouvent quelques femmes, sans qu'il en arrive de blessures matérielles; et la manière dont la tête de l'enfant est moulée par la forme du passage, est souvent surprenante. Il n'est peut-être pas de circonstance, dans la nature, qui prouve mieux l'existence d'une force toute-puissante et conservatrice, que l'admirable précaution qui préside à la délivrance de l'enfant.

La conduite de ceux qui s'ingèrent dans les ouvrages de la nature, est donc bien coupable; et tout homme de l'art, sensible et prudent, découvrira que, excepté dans les cas où la nature manque, elle s'efforce plutôt de prévenir une interposition à contre-temps, qu'elle ne paroît demander à être secourue.

La forme du bassin n'est pas la seule circonstance, dans la structure des femmes, qui retarde la délivrance; les parties charnues, à travers lesquelles l'enfant doit nécessairement passer, occasionnent souvent beaucoup de résistance: cela arrive plus généralement chez les femmes d'un âge avancé, qui n'ont point encore eu d'enfans.

On a proposé, pour avancer la délivrance, quantité d'expédiens, dont la plupart sont très-contraires. Plus les parties charnues sont rigides, plus il leur faut de temps pour se dilater; mais si on pousse l'enfant à travers ces parties, avant qu'elles soient préparées, elles peuvent être ou déchirées, ou si violemment froissées, qu'il pourra s'ensuivre des conséquences très-désagréables et très-dangereuses.

On doit donc soigneusement éviter tous les moyens qui tendent à augmenter la force des douleurs du travail, quand les parties charnues opposent au fond du bassin une résistance à la délivrance de l'enfant.

On a aussi recommandé les fomentations et les autres expédiens qui provoquent le relâchement de ces parties ; mais, excepté l'usage de la pommade, tous les autres moyens, pour un tel effet, en excitant une grande tendance et une inflammation subséquente, peuvent causer, pour l'avenir, beaucoup de maux, et ne doivent, parconséquent, jamais être employés.

CHAPITRE III.

Travail difficile.

Il arrive quelquefois que, quoique la tête de l'enfant soit près du bassin, la délivrance ne peut cependant s'opérer par les efforts seuls de la nature. Ces accouchemens s'appellent difficiles ou laborieux.

Ces cas exigent le concours d'un accoucheur habile, dont le secours peut, en général, à l'aide d'instrumens, les terminer avec sureté pour la malade, quoique, quelquefois, il devienne impossible de sauver l'enfant, sans exposer la mère à un grand danger.

Les instrumens les plus communément employés dans la pratique de l'art des accouchemens, sont faits de manière à ne pouvoir offenser, ni la malade, ni l'enfant.

Section première.

Travail rendu difficile par la structure particulière de l'Enfant.

Lorsque la tête de l'enfant excède considérablement les dimensions ci-devant détaillées, si le bassin est de grandeur ordinaire, elle doit opposer à la délivrance un obstacle qui ne peut être surmonté que par la diminution de son volume.

La grandeur de la tête peut être augmentée, par suite d'un état de maladie appelée hydropisie de la tête, ou le même effet, par rapport à la délivrance, peut être produit par ces espèces de monstruosités lorsque deux enfans croissent ensemble, ou qu'un enfant a deux têtes.

Le premier de ces cas arrive le plus souvent, et cède à un traitement très-simple. Les autres arrivent heureusement très-rarement.

Quand on s'aperçoit que la tête est agrandie par un amas d'eau, il n'est pas toujours nécessaire de la diminuer par des moyens artificiels, parce que la nature l'a souvent ajustée, d'une manière admirable, aux parties à travers lesquelles elle passe, et on doit donner le temps nécessaire pour un si important dessein.

Mais quand on voit que, quoique les douleurs du travail aient été fortes et agissantes, la tête ne semble pas faire beaucoup de progrès, il devient alors nécessaire de faire sortir l'eau, afin de diminuer immédiatement la grandeur de la tête, et la délivrance s'accomplira bientôt après. On a souvent dit qu'il falloit un peu de circonspection, soit pour recourir à cette opération, soit dans l'opération elle-même; car l'enfant qui n'est pas né dans ces circonstances, peut toujours vivre pendant un temps considérable.

Cependant, comme il est très-imprudent de limiter le pouvoir de la nature, on ne doit jamais avoir recours à une opération qui peut être dangereuse pour la vie, sans une nécessité très-urgente; et quand on y a recours, il faut observer toutes les précautions qui peuvent tendre à prévenir le danger.

Dans quelques cas, on peut décharger l'eau en faisant une piqûre si légère, qu'elle ne peut nuire à la vie de l'enfant.

Lorsque l'obstacle à la délivrance est occasionné par une double tête, il faut apporter beaucoup d'adresse pour tirer l'enfant, sans diminuer une seule des têtes : ce qu'on doit toujours observer, quoique les efforts pour cela ne puissent être portés trop loin, ni continués trop long-temps.

SECTION IIe

Travail rendu difficile par des procédés inconsidérés.

QUAND, par une mauvaise manœuvre, on a déterminé l'écoulement des eaux avant que l'orifice de la matrice ait été suffisamment dilaté, ou lorsqu'on a permis à la femme de prendre des boissons stimulantes, le travail qui eut été naturel, devient très-difficile par l'entière cessation des douleurs.

Dans ces cas, si la tête de l'enfant n'est pas actuellement dans le passage, la malade prendra de l'opiat, et restera tranquille pendant quelques heures, en attendant de nouvelles douleurs.

Mais quand la tête est déjà dans le bassin, la pression des parties délicates, contenues dans cette partie, peut occasionner des suites fâcheuses : c'est pourquoi la sûreté de la femme dépend d'une prompte délivrance.

Autrefois on ne pouvoit employer, dans cette vue, des instrumens, sans mettre en danger la vie de l'enfant ; mais heureusement qu'aujourd'hui des hommes de l'art, habiles, sont en état de délivrer la femme dans plusieurs cas où la nature seule ne peut se suffire, sans blesser l'enfant d'aucune manière.

Plusieurs femmes ont une antipathie enracinée contre l'usage des instrumens : ce qu'on doit peut-être attribuer principalement aux fautes des accoucheurs. Le vulgaire a long-temps déclamé contre les mains-de-fer, comme on les appelle injurieusement; mais on s'en sert toujours avec succès.

Cette opinion vient, ou de motifs intéressés, ou est fondée sur l'ignorance; car dans les mains des hommes habiles qui les employeront, leur usage n'a jamais de mauvaises conséquences, et on sauve très-souvent, par leurs moyens, la vie à des sujets qui, sans cela, la perdroient.

Au commencement de ce siècle, quand l'art de l'accouchement eût fait des progrès rapides vers l'état de perfection où il est aujourd'hui parvenu, peut-être que le zèle ardent qu'ont montré plusieurs hommes de l'art, pour l'amélioration, a rendu l'usage des instrumens plus commun qu'il n'étoit réellement nécessaire. Mais aujourd'hui ces moyens ne sont pas aussi fréquemment employés; car on doit toujours laisser à la nature toute son influence, avant que le médecin-accoucheur interpose ses secours.

Quoique l'usage des instrumens, par des mains habiles, soit à l'abri de suites fâcheuses, cependant on ne doit point cacher qu'une grande pratique et une expérience considérable, avec une connoissance complète du sujet, sont essentiellement nécessaires : autrement, il pourroit arriver beaucoup de mal. Les opérations de l'art des accouchemens exigent, en général, plus d'adresse que ceux de la chirurgie, et leur succès est d'une plus grande importance, parce qu'il s'agit de deux vies.

La conduite de ces femmes qui insistent sur leur délivrance, par le moyen des instrumens, toutes les fois que les douleurs du travail ne sont pas fortes et agissantes, est donc bien coupable. Dans ces cas, l'homme de l'art doit s'armer de courage, pour résister aux sollicitations imprudentes de la malade, et à l'ignorance de celles qui la gardent.

Le secours extraordinaire, durant le travail, ne doit jamais être administré qu'après le plus mûr examen de chaque circonstance, et un accoucheur prudent et honnête, ne cachera pas l'usage des instrumens, du moins aux gardes de la malade.

SECTION IIIe

Travail rendu difficile par la structure de la Femme.

QUAND le bassin d'une femme est difformé ou diminué de capacité, par la cause déjà expliquée, son travail doit être rendu difficile, en proportion du degré de défaut de capacité.

Dans le plus grand nombre de cas, la difformité n'est pas assez considérable pour arrêter la délivrance d'un enfant vivant, lorsqu'on met en usage les précautions convenables, quoique les souffrances de la malade soient très-cruelles.

Cependant il arrive malheureusement quelquefois que les passages à travers lesquels l'enfant vient, sont si resserrés, que la femme ne peut pas être délivrée d'un enfant vivant à terme.

La malade, confiée dans ce cas à un accoucheur ignorant ou timide, doit être exposée à un très-grand danger; car l'enfant est poussé violemment, par l'action continuée de la matrice, contre les os du bassin : ce qui

qui fait que le froissement des parties charnues qui sont interposées, occasionne l'inflammation, qui, s'étendant aux parties voisines, met à la fin un terme à la vie malheureuse de la femme.

Ce ne sont pas là les seuls dangers qui peuvent résulter de l'ignorance d'un accoucheur, lorsqu'il y a un défaut considérable dans la capacité du bassin; car, en différant trop long-temps d'apporter un secours convenable et nécessaire, les forces de la femme peuvent s'épuiser, et causer, dans le système général, un choc si violent, que son rétablissement sera ou très-précaire, ou incomplet.

La confiance que les femmes, dans ces circonstances, donnent aux hommes de l'art, doit être considérée comme une charge de la nature la plus sacrée. Il n'y a que ceux qui, par une observation fondée sur la pratique, se sentent eux-mêmes capables d'une tâche aussi importante, qui doivent l'entreprendre.

Déterminer le temps propre, dans ces cas, pour donner du secours, dans la vue de sauver la vie de la malade, et venir à bout d'un projet si desirable, sont des objets de la plus grande importance, et qui ne doivent jamais être confiés au soin de tous les hommes de l'art: car il faut souvent plus de discernement et d'adresse pour remplir ce but, que pour le traitement et l'exécution des opérations chirurgicales les plus compliquées.

Cette importante vérité ne peut être contestée que par ceux qui ignorent le sujet: elle doit être universellement connue, parce qu'elle peut tendre à sauver plusieurs vies précieuses. On ne peut donc trop regretter que les femmes se confient souvent elles-mêmes aux soins des sages-femmes ordinaires, quand leur propre vie, et celle de leurs enfans, sont en danger, et de ce qu'elles ne veulent pas se soumettre à la plus légère opération extérieure, par les mains d'un chirurgien ordinaire.

Plusieurs exemples malheureux, que j'ai rencontrés il y a peu d'années, m'ont engagé à faire ces observations, que tous les principes du devoir et de l'humanité m'ont imposé l'obligation de publier.

Dans quelques occasions très-rares, les parties du bassin, dans un état de maladie, opposent des obstacles à la délivrance. Il faut autant de discernement, dans le traitement de ces cas, que pour l'administration de ceux dont on a déjà fait mention.

SECTION IVe

Observations générales sur les Accouchemens languissans et laborieux.

On doit voir facilement, par les remarques qui ont été faites sur les accouchemens languissans et laborieux, qu'ils peuvent souvent être occasionnés par la mauvaise conduite de la malade ou de l'homme de l'art.

Les femmes dont les passions sont violentes, et qui sont accoutumées à satisfaire tous leurs desirs, ne se soumettent pas aisément aux réserves nécessaires durant le travail; leurs forces s'épuisent donc par l'impatience et l'anxiété, et leur délivrance est en conséquence ou retardée, ou rendue laborieuse.

Cependant le sexe a, en général, une telle disposition à la douceur, que les femmes sont beaucoup plus patientes et plus résignées durant le travail, que ne le seroient les hommes, qui communément ne possèdent pas ces heureuses qualités dans un degré si éminent. Les obstacles à la délivrance ne viennent donc pas très-souvent de la mauvaise conduite des femmes, lorsqu'un accoucheur est capable de donner des conseils prudens.

Le plus grand nombre d'accouchemens languissans et laborieux, lorsque la santé et la constitution de la malade n'ont point été précédemment altérées, devront, avec justice, être attribués à l'interposition officieuse et mal dirigée de praticiens ignorans.

On doit donc considérer, comme un objet très-intéressant pour le genre humain, la manière de prévenir les fatales erreurs qui peuvent être le produit d'une mauvaise administration durant le travail.

Tout homme sensible doit être très-choqué, en réfléchissant que les autres pays ont, à cet égard, une importante supériorité sur la Grande-Bretagne; car tous les états civilisés de l'Europe ont adopté des mesures de police pour exclure les ignorans praticiens de la fonction d'accoucher.

Jusques dans ces dernières années, l'art des accouchemens a été dégradé comme une profession purement mécanique, dans cette île si célèbre par ses succès dans la culture des arts et des sciences. On semble regarder les corps des femmes comme des machines inanimées, capables d'éprouver, sans danger, tous les accidens qui peuvent arriver durant l'accouchement, par un mauvais traitement; et on paroît même négliger la vie des enfans, qui est si intéressante pour la société et pour les individus.

P 2

Quiconque n'est pas insensible aux intérêts de l'humanité, doit souhaiter qu'on connoisse parfaitement et universellement le degré de confiance qu'on met dans ceux qui pratiquent l'art des accouchemens (ce que, jusqu'à ces derniers temps, on a négligé): car, par ce moyen, on peut souvent prévenir plusieurs accidens fâcheux.

Quoiqu'on puisse peut-être connoître aisément l'inaptitude des femmes qui, devenues grosses, sont incapables, par leur structure particulière, d'accoucher d'enfans vivans, il est incompatible avec la nature de cet ouvrage de détailler, à ce sujet, les raisons qui, probablement, pourront intimider celles qui ont déjà douté de leurs forces pour en profiter elles-mêmes.

Il est souvent nécessaire de beaucoup de ménagement pour le traitement des accouchemens languissans et laborieux.

Dans les accouchemens languissans, le principal devoir d'un accoucheur est de laisser à la nature toute son influence, et de remédier aux circonstances qui peuvent tendre à en altérer les effets.

D'un autre côté, ce doit être pour lui une étude importante que de connoître, dans les accouchemens laborieux, le temps où son secours devient nécessaire, et la manière dont il doit l'appliquer à chaque cas particulier.

Dans quelques occasions, les symptômes de ces deux espèces d'accouchemens sont si ressemblans les uns aux autres, qu'il n'est pas aisé de les distinguer: c'est cependant un objet d'une très-grande importance, parce qu'une erreur, dans ces cas, peut causer la mort de la mère ou de l'enfant.

Un accoucheur prudent n'interposera donc jamais son secours sans nécessité; mais il aura soin aussi de ne pas trop livrer la nature à elle-même, et d'essayer ses forces, en différant un secours que l'art peut lui procurer.

CHAPITRE IV.

Accouchemens outre nature.

QUAND l'enfant présente, au passage, toute autre partie que la tête, l'accouchement est outre nature : dans le langage vulgaire, on l'appelle accouchement à rebours.

Dans le plus grand nombre des accouchemens outre nature, la vie de la femme n'est point exposée à des périls, quoique celle de l'enfant soit généralement en danger, à moins qu'on n'apporte une assistance convenable.

Dans quelques cas, cependant, la situation de l'enfant est telle qu'à moins qu'elle ne soit changée, la femme doit mourir ; heureusement qu'aujourd'hui la pratique de l'art des accouchemens est tellement perfectionnée, qu'excepté dans les cas où le traitement a été, dans l'origine, très-mal dirigé, il est rare qu'un accoucheur expérimenté ne puisse remédier à la mauvaise situation dans laquelle l'enfant se présente.

SECTION PREMIÈRE.

Accouchemens outre nature, où la vie de la malade n'est point exposée à des dangers.

ON a déja dit que l'enfant, dans la matrice, occupe le plus petit espace possible, et forme une figure ovale, dont une extrémité est communément placée vers le bassin. Quoique l'extrémité formée par la tête soit plus ordinairement dans cette situation, on a calculé que sur cinquante cas, l'autre extrémité se trouve une fois dans cette même situation.

Les fesses, les genoux, ou les pieds de l'enfant, sont donc les parties qui d'abord sont poussées dans le passage, plus fréquemment que toute autre, excepté la tête.

Dans tous ces cas, si la femme est d'une bonne santé, la délivrance peut s'accomplir sans aucun secours extraordinaire, et avec une entière sureté pour la malade; mais la vie de l'enfant est souvent dans un très-grand danger.

Ce danger est produit par la pression de la matrice sur l'enfant, pendant un temps plus long que lorsque la tête se présente la première au passage; ce qui est occasionné par le plus grand espace qu'occupe alors l'enfant. On comprendra cela facilement, en faisant attention à la manière dont l'enfant est expulsé, quand quelqu'une de ses parties inférieures se présente en bas la première; car, à mesure que le corps avance, les bras sont poussés en haut vers la tête, jusqu'à ce qu'enfin ils soient placés le long de chacun de ses côtés, et qu'ils augmentent, par conséquent, sa grosseur.

Une autre cause qui contribue certainement à rendre moins prompte la délivrance, c'est que les parties inférieures de l'enfant sont rarement poussées vers le passage, dans la direction qui leur fait occuper le moins d'espace possible; c'est pourquoi il faut bien du temps avant que les contractions de la matrice puissent les remettre dans cette situation.

A moins donc qu'on n'apporte du secours dans tous ces

cas, l'enfant sera toujours exposé à ces dangers; et si l'accoucheur ne procède pas avec prudence et humanité, il peut offenser quelqu'une de ses parties.

J'ai choisi l'exemple suivant parmi un grand nombre d'autres semblables qui me sont arrivés, pour prouver cette observation.

Onzième observation. — Je fus appelé, il y a quelques années, pour surveiller la délivrance d'une dame, dont l'enfant avoit présenté les pieds les premiers.

L'accoucheur avoit, malheureusement, procédé avec beaucoup trop de précipitation, et ses efforts, pour dégager les bras, desquels la prompte délivrance de l'enfant dépend dans ces occasions, avoient fracturé l'un d'eux, au-dessus du coude.

La conduite de cet homme, après cet accident, mérite d'être louée; car, au lieu de le cacher, il l'avoua immédiatement après la délivrance de l'enfant, et il employa les moyens propres à le réparer avec succès, de sorte que, dans une quinzaine, le bras étoit presqu'aussi bien que s'il n'avoit pas été rompu.

Il faut un certain degré d'adresse pour délivrer la tête de l'enfant, lorsque le corps a été chassé. Non-seulement la force n'est pas nécessaire, mais elle est dangereuse, parce que le cou de l'enfant est si tendre qu'il peut être disloqué, ou même séparé du corps, et la tête reste alors dans la matrice; accident très-malheureux, et qui, autrefois, n'étoit pas rare.

J'ai eu lieu d'observer, il y a quelques années, le cas suivant.

Douzième observation. — Une sage-femme, qui assistoit une dame, découvrit que les fesses de l'enfant étoient dans le passage. Comme elle avoit bonne opinion d'elle-même, elle se flatta qu'elle seroit capable d'opérer seule la délivrance, sans aucun secours extraordinaire, quoiqu'elle sût bien que ces accouchemens ne peuvent être entrepris avec succès par des sages-femmes.

Quelqu'un des assistans, informé de la circonstance, insista cependant pour que je fusse appelé; la sage-femme, impatiente de jouir exclusivement de l'honneur de la délivrance, résolut d'entreprendre de l'accomplir avant mon arrivée.

Dans cette vue, elle commença à tirer les parties inférieures de l'enfant, avec tant de violence, que le cou céda, et je n'arrivai que pour être témoin de ses derniers efforts, et de la mutilation de l'enfant.

De même qu'on ne peut assez fortement réprouver trop de précipitation, de même on doit éviter une excessive timidité, qui peut être fatale à l'enfant.

Un degré convenable d'assurance, également éloigné de la témérité et de la timidité, doit être, pour un accoucheur en état d'opérer avec succès dans ces occasions, le seul résultat de l'adresse et d'une parfaite connoissance dans la manière d'opérer.

SECTION IIe

Accouchemens outre nature, où la vie de la malade est exposée à des dangers.

Quand l'enfant est dans une telle situation que quelque partie, excepté la tête ou les parties inférieures, est placée près le passage, la nature ne peut accomplir la délivrance ; c'est pourquoi, à moins que la position de l'enfant ne soit changée, la femme doit, en général, perdre la vie.

L'opération par laquelle la délivrance s'opère, s'appelle, en langage d'accoucheur, le tour, et consiste à ramener les pieds dans le passage.

Quand la mauvaise position de l'enfant est découverte avant que les eaux soient écoulées, on peut avoir recours, avec sureté, à l'opération du tour (pourvu que la femme soit en bonne santé) sans occasionner beaucoup de douleur à la malade, ou d'inquiétude à l'accoucheur. On doit cependant, pour sauver l'enfant, dans ce cas, avoir la même prudence et la même adresse que lorsque les pieds sont originairement dans le passage.

Mais quand, ou par l'inquiétude de la malade, ou par l'interposition contraire de l'accoucheur, les eaux ont été évacuées dans le premier période du travail, la vie de l'enfant doit, en général, être en danger, et la femme courra également quelques risques.

Les dangers qui, dans ces occasions, menacent la femme et l'enfant, viennent de ce que la matrice se contracte autour du corps de l'enfant, peu après que les eaux sont écoulées, et de l'état spongieux de cet organe dans les derniers mois de la grossesse, comme on l'a déjà remarqué, qui le rend plus aisé à se déchirer, si on emploie beaucoup de force.

C'est pour cela que l'enfant a souvent été poussé à travers la substance de la matrice, dans la cavité du ventre, et que de plus, dans un très-grand nombre de cas, la femme, en général, perd la vie.

L'opération du *tour* ne doit donc jamais être entreprise par ceux qui ne possèdent pas une connoissance parfaite des principes nécessaires pour l'accomplir, parce qu'autrement ils peuvent faire beaucoup de mal. En effet, j'ai long-temps été accoutumé à regarder le *tour*, dans certain cas, comme l'opération la plus difficile qu'on puisse exécuter sur le corps humain : c'est pour cela qu'elle exige les plus grands efforts du savoir. Comme son objet est extrêmement intéressant, il doit être généralement connu ; car la vie de la mère et de l'enfant dépend de son succès.

Plusieurs femmes, par leur mauvaise conduite, ajoutent beaucoup aux dangers naturels qui accompagnent le *tour* ; car, au lieu de souffrir avec patience les douleurs passagères qu'elles doivent nécessairement ressentir, elles sont d'une turbulence difficile à gouverner. Dans ces occasions, s'il arrive quelque mal, on doit, avec justice, l'attribuer à leur propre faute, et non à quelqu'erreur de la part de l'accoucheur.

Toute femme regardera donc comme un devoir pour elle-même, de se soumettre, avec résignation, au traitement de l'accoucheur aux soins duquel elle se remettra, pourvu qu'elle soit assurée de son caractère et de ses talens ; car une conduite opposée, outre qu'elle la blesseroit elle-même, en attaquant son tempérament, peut empêcher l'accoucheur d'opérer avec ce calme dont la sureté de l'enfant dépend très-fréquemment.

SECTION IIIe

Observations générales sur les accouchemens outre nature.

DANS tous les cas d'accouchemens outre nature, il est d'une grande importance de préparer suffisamment les passages pour la délivrance de l'enfant, avant qu'aucune de ses parties n'y soit introduite : autrement, l'enfant perdra probablement la vie.

Lors, donc, qu'on découvrira près le passage quelque partie extraordinaire de l'enfant, on prendra le plus grand soin pour que, par l'impatience de la femme, ou par le secours trop officieux de l'accoucheur, les eaux ne puissent être évacuées dans le commencement du travail.

Dans quelques positions très-extraordinaires, et heureusement rares, de l'enfant, on a remarqué que la vie de la malade et celle de son fruit sont exposées à de grands dangers, sur-tout si on n'a pas fait attention à cette circonstance. Une assistance préalable et judicieuse est donc très-souvent avantageuse.

Les accouchemens outre nature contredisent, de la manière la plus évidente, l'opinion ridicule de ceux qui prétendent qu'on peut s'en rapporter à la nature seule, pour la délivrance de la femme ; car dans ces cas, la mort est la suite la plus générale, si on n'apporte pas un secours convenable.

Si les dangers de l'accouchement venoient de cette circonstance seule, on pourroit excuser le peuple d'adopter cette opinion, parce que, jugeant de la structure du corps humain par celle des autres êtres animés, il ignore la différence qui se trouve souvent dans la première. Mais comme le régime de vie actuel dispose certainement le corps à des maladies, dont il seroit exempt dans l'état de nature, quoique plusieurs de ces dangers viennent surement de la singularité de structure, il doit être également vrai pour l'observateur le plus ignorant et le plus superficiel, que plusieurs tirent leur origine de cette circonstance.

L'homme qui, par erreur et par l'idée vulgaire de la toute-puissance de la nature dans la délivrance des femmes, seroit assez aveugle pour ne pas croire à l'influence étendue que doit inévitablement avoir, sur la santé des individus, la manière de vivre dans les pays civilisés, sortiroit bientôt de ses trompeuses spéculations, si une personne qui lui seroit très-chère étoit, à la suite d'un accouchement outre nature, ou laborieux, attaquée d'une maladie dangereuse, ou perdoit la vie par le défaut d'un secours convenable. Avec quel regret doit-on, dans une telle situation, faire des réflexions sur sa propre ignorance et sur ses préjugés, et combien on est peu consolé, en pensant que cette opinion, loin d'être particulière, est à la mode et dominante !

CHAPITRE Ve

Accouchemens où il y a plus d'un Enfant.

Des femmes produisent souvent, d'une seule couche, deux enfans, quelquefois trois; et dans quelques cas très-rares, quatre ou cinq. Un observateur superficiel pourroit imaginer que ces cas sont favorables à l'accroissement du genre humain; mais cela n'arrive point par ces moyens: car le rétablissement de la femme est toujours plus incertain après la délivrance de deux jumeaux, qu'après celle d'un seul enfant, et lorsque le nombre des enfans excède deux, ils vivent rarement long-temps après l'accouchement.

On a remarqué, plus haut, que quand il y a plus d'un enfant dans la matrice, chacun est renfermé dans un sac séparé; il arrive donc rarement que la délivrance de l'un soit arrêtée par l'interposition de l'autre, quoique ces cas aient eu quelquefois lieu, et aient été suivis d'un travail considérable.

Mais deux ou trois enfans ne sont point dans une position naturelle; car les fesses de l'un sont ordinairement opposées à la tête de l'autre: ce qui doit, dans ces cas, rendre l'accouchement outre nature, et par-conséquent dangereux jusqu'à un certain point.

Le traitement, alors, exige donc une attention particulière, parce que non-seulement la vie de l'enfant, mais aussi celle de la malade, sont, dans ces occasions, mises en jeu.

SECTION PREMIÈRE.

Moyens par lesquels on peut s'assurer de l'existence de deux Enfans.

On a très-improprement imaginé que quand des femmes ont conçu deux jumeaux, il y a certains symptômes, avant la délivrance, par lesquels on peut s'assurer de cette circonstance. Dans le fait, il n'y a de signes sûrs, qui puissent faire découvrir l'existence de plusieurs enfans, qu'après l'accouchement d'un seul. La grosseur extraordinaire durant les derniers mois, sur laquelle plusieurs personnes fondent cette connoissance, est très-trompeuse ; il y a long-temps que j'ai reconnu la vérité de l'observation d'un homme de l'art du dernier siècle, que lorsque des femmes, par l'apparence de leur ventre, donnent tout lieu de soupçonner deux enfans, il n'en existe souvent qu'un seul, tandis que plusieurs femmes en ont eu deux ou trois, quoiqu'avant la délivrance elles n'eussent donné aucune marque de cette circonstance.

Après l'accouchement d'un enfant, il est très-aisé de déterminer s'il y en a un autre. Cela peut se faire communément sans avoir recours à des moyens douloureux et malhonnêtes, qu'on propose et qu'on pratique souvent ; car en sentant seulement l'état du ventre, un accoucheur judicieux se trompera rarement dans ces occasions.

Lorsqu'il n'y a qu'un seul enfant dans la matrice, cet organe, bientôt après la délivrance, diminue considérablement en grandeur, tandis que les intestins, qui étoient tenus hors leur situation naturelle dans les derniers mois, s'avancent immédiatement sur la partie antérieure du ventre : ce qui fait qu'on sent cette partie molle, et cédant facilement à la pression.

Mais, quand il y a un second enfant, la matrice ne diminue point évidemment de grandeur. Les intestins restent donc derrière et sur les côtés du ventre, et sa partie antérieure conserve la même fermeté qu'avant la délivrance du premier enfant.

Il peut, de temps à autre, arriver quelque circonstance qui empêche l'accoucheur de s'assurer, par ce moyen simple, de l'existence de plusieurs enfans, et dans ces cas seulement, il mettra en pratique les autres moyens qui ont été proposés pour parvenir au même but.

SECTION IIe

Précautions nécessaires dans le cas de Jumeaux.

On a déjà remarqué que, dans les cas de pluralité d'enfans, les vaisseaux sanguins du gâteau de chacun communiquent les uns aux autres. Si donc, la partie du cordon qui est attaché à l'arrière-faix n'est pas serrée, la vie du second enfant sera exposée. De là vient qu'on ne doit jamais laisser le cordon lâche, tant par amour de la propreté, que pour prévenir la possibilité d'accidens.

Quand il y a un second enfant, plusieurs accoucheurs procèdent immédiatement à la délivrance de la femme, avant qu'elle se soit remise des fatigues de l'accouchement du premier enfant : d'autres évitent d'interposer leurs secours, et s'en rapportent entièrement à la nature.

Il doit, cependant, paroître extrêmement inhumain de ne pas permettre à la femme de jouir du soulagement dont elle a besoin après avoir accouché d'un enfant, du moins

moins jusqu'à ce que, ses forces un peu rétablies, elle soit en état de supporter la fatigue nécessaire qu'elle doit encore une fois endurer.

Mais, comme on l'a déjà dit, il y a une grande probabilité que la position d'un second enfant n'est pas favorable, et si on s'en rapporte entièrement à la nature, la malade et l'enfant peuvent très-aisément perdre la vie, avant qu'on ait procuré un secours convenable.

L'exemple suivant confirmera cette remarque.

Treizième observation. — Dans l'année 17.., une pauvre femme fut délivrée par une sage-femme, d'un enfant (un jeudi matin) avec toute apparence de sureté.

Le mardi suivant, dans l'après-midi, je fus appelé pour prêter mon assistance à l'une de mes élèves. Le docteur Cooper, aujourd'hui médecin du duc de Gordon, alla visiter cette femme à ma place; mais elle étoit morte avant son arrivée.

En examinant les circonstances du cas, le docteur trouva qu'on avoit laissé un second enfant, et que les douleurs du travail avoient seulement eu lieu environ vingt minutes avant son arrivée; mais qu'un excessif écoulement de sang, étant subitement survenu, avoit terminé l'existence de l'infortunée malade.

Il n'y a guères de doute que si la femme avoit été délivrée à temps de son second enfant, sa malheureuse famille n'eût probablement pas été privée de celle dont les secours et les soins étoient si intimement liés à sa santé et à sa prospérité.

Dans tous les cas de deux jumeaux, on délivrera donc le second enfant par l'opération du tour, aussitôt après que les forces de la malade auront été rétablies autant que possible, pourvu que ni la tête, ni les fesses, ni les pieds, ne soient près du passage, tandis que la malade ressent les douleurs fortes et agissantes. On peut, dans ces cas, conduire la délivrance d'après les principes généraux.

Dans toutes ces circonstances, il est du devoir indispensable de l'accoucheur d'assister constamment la malade, jusqu'à ce qu'elle soit complétement délivrée; car s'il arrivoit des symptômes dangereux, il pourroit y remédier par son secours, ou autrement, ils pourroient devenir tout-à-coup funestes.

Le traitement, dans les cas où il y a plus de deux enfans, n'est pas plus difficile que celui de deux jumeaux. La vie de la malade, dans ces occasions, n'est pas dans un plus grand danger; mais celle des enfans doit toujours être précaire, en proportion de leur grosseur, etc.

CHAPITRE VI.

Accouchemens compliqués, accompagnés de circonstances dangereuses pour la Mère et l'Enfant.

Quoique la position de l'enfant puisse être favorable à la délivrance, sa vie cependant peut être mise en danger, par l'abaissement d'une portion du cordon ombilical, qui se présenteroit avant l'enfant même : car, quelque degré de compression qui arrêteroit le cours du sang à travers cette partie, mettroit, en peu de temps, un terme à l'existence de l'enfant.

La vie de la femme court des risques par l'occurrence des convulsions, ou par une perte excessive durant le travail, circonstances qui heureusement n'arrivent pas souvent.

Les cas où l'enfant est en danger ont, avec grande raison, attiré l'attention des accoucheurs humains, depuis que l'accouchement est devenu un art régulier. Cependant, on doit toujours regretter que, dans le plus grand nombre d'accouchemens où le cordon ombilical se présente, il cause la mort de l'enfant, quoique la femme soit délivrée avec une parfaite sureté.

Les circonstances qui ont lieu durant le travail ne sont pas véritablement aussi alarmantes que les convulsions ou la perte : car, dans le premier cas, un ou deux accès peuvent amener des conséquences fatales, et dans le second, la continuation de l'écoulement pendant très-peu de temps peut être suivie des mêmes effets malheureux.

SECTION PREMIÈRE.

Accouchemens où la vie de l'Enfant est exposée.

UNE portion du cordon ombilical peut être poussée en bas, soit naturellement, soit par suite d'une mauvaise manœuvre. Dans le premier cas, on le trouvera à travers les membranes, au commencement de l'accouchement : dans le second, il descend seulement lorsque les eaux sont écoulées.

Le cordon tombe naturellement, seulement lorsqu'il est extraordinairement long, ou lorsque l'enfant est dans une position croisée ; et ces cas arrivent très-rarement.

Mais, quand les eaux sont évacuées, avant que les passages soient convenablement préparés pour aider la délivrance de l'enfant, le cordon est généralement poussé en bas le premier, ou avec la partie qui se présente.

Quand on sent d'abord le cordon à travers les membranes, la malade doit être tenue très-tranquille, et dans une seule posture, jusqu'à ce que les circonstances préparatoires à la délivrance soient entièrement accomplies ; alors l'accoucheur, en tournant l'enfant, peut être en état de sauver sa vie.

Mais, lorsque la première évacuation des eaux est occasionnée par l'avancement du cordon, il n'est pas souvent au pouvoir de l'accoucheur d'obvier au danger qui menace, sans exposer la vie de la malade à beaucoup de risques.

Puisqu'on ne peut donc fréquemment remédier à cet accident, il est important d'en prévenir l'occurrence. On peut y parvenir par une attention convenable ; car l'écoulement prématuré des eaux doit être la faute de l'accoucheur ou de la malade, et peut, par-conséquent, être communément prévenu.

La tranquillité de la part de la malade, au commencement du travail, et une grande prudence de celle de l'accoucheur, seront très-ordinairement d'un grand avantage. On peut voir par ce qui a été dit plus haut sur ce sujet, que la négligence de ces règles nécessaires a rendu douloureuses pour la malade, et dangereuses pour l'enfant, plusieurs délivrances qui, autrement, eussent été très-favorables.

SECTION IIe

Accouchemens accompagnés de convulsions.

On a déjà fait mention des précautions qui, dans plusieurs cas, peuvent prévenir les convulsions durant le travail; on a également fait connoître les dangers auxquels sont exposées les femmes grosses, quand elles sont attaquées de maladies affreuses.

Quand les convulsions ont lieu dans le temps du travail, la sureté de la femme dépend communément d'une prompte délivrance; c'est pourquoi on doit employer, sans délai, les moyens propres à parvenir à ce but important.

On s'en rapportera entièrement, dans ces occasions, pour le traitement, à un habile accoucheur; et c'est pour cela qu'il est incompatible avec la nature de cet ouvrage, d'exposer les règles à suivre pour cet objet.

Mais comme, dans plusieurs cas, il peut être au pouvoir des gardes ordinaires d'arrêter l'accès qui menace, par de simples remèdes, il est important de les expliquer.

Quand, durant le travail, la malade se plaint d'une douleur très-cruelle dans la tête ou dans l'estomac, accompagnée d'obscurcissement de la vue, ou de sensation d'éclats de feu devant les yeux, et de rougeur du visage; si elle est d'une complexion forte et replette, ou si elle n'a pas été beaucoup affoiblie par des maladies précédentes, on la saignera immédiatement au bras, et on admettra, dans sa chambre, un libre courant d'air.

Si, nonobstant ces moyens, l'accès qui menace a lieu, on mettra, entre les mâchoires, un morceau de liége, autrement la langue pourroit être fort attaquée.

Quelquefois, dans ces cas, l'estomac est dérangé, et augmente la tendance aux convulsions; lorsqu'on s'en aperçoit, on fera prendre à la malade une infusion de fleurs de camomille ou de la colombine, lesquelles, en vidant l'estomac, peuvent, en quelques occasions, prévenir le retour de l'accès, ou modérer sa violence.

On ne doit cependant pas cacher que quand les convulsions arrivent pendant l'accouchement, on ne peut prononcer que la femme n'est pas en danger qu'après la délivrance, comme on l'a déjà observé.

SECTION IIIe

Accouchemens accompagnés de perte.

On a fait connoître, dans la première partie de cet ouvrage, les dangers qui résultent d'un écoulement de sang dans les derniers mois de la grossesse, et on a exposé les circonstances qui peuvent donner lieu à cet accident.

Quand un semblable écoulement arrive durant le travail, il doit dépendre ou d'une séparation accidentelle de tout l'arrière-faix, ou plus communément d'une de ses parties, ou de l'attache extraordinaire de cette substance. La vie de la malade courra plus de risques par la première, que par la dernière de ces causes.

Quand l'écoulement est léger, et qu'il ne vient pas de la situation du gâteau, on n'a point à craindre; mais l'accoucheur doit rester constamment auprès de la malade, pour être à même de la secourir, si l'écoulement devenoit abondant. On doit donc, dans ces cas, tenir la femme très-fraîchement; les couvertures doivent être légères, la chambre aérée, et les boissons entièrement froides. Tout ce qui est échauffant, étant très-pernicieux, ne peut être trop strictement prohibé.

Si l'écoulement est considérable, ou continue assez long-temps pour épuiser les forces de la malade; sa sureté dépend alors d'une délivrance immédiate, et doit être opérée d'après les principes généraux. Quelques minutes de délai peuvent, dans ces occasions, devenir fatales à la mère et à l'enfant.

Quand l'arrière-faix est malheureusement attaché au col ou à l'orifice de la matrice, on doit craindre le plus grand danger; car la vie de la malade dépend, dans presque tous les cas de cette espèce, du discernement, du courage et de l'adresse de l'accoucheur.

SECTION IVe

Conséquences de la retention de l'arrière-faix.

L'ARRIÈRE-FAIX peut être retenu plus de deux ou trois heures, seulement en conséquence d'un état particulier de maladie, qui ne peut être expliqué dans cet ouvrage, ou par des contractions de la matrice, si irrégulières, que son orifice se ferme tout-à-fait. Dans le premier cas, il y a généralement une partie détachée qui occasionne une perte; dans le second, à moins d'en faire l'extraction par des moyens convenables, le gâteau se corrompra dans très-peu de temps.

Chacune de ces circonstances doit être suivie de danger pour la malade; car, si l'écoulement de sang a lieu, on ne peut l'arrêter que la matrice ne soit vidée; et si l'arrière-faix reste deux ou trois jours dans un état de corruption, il s'ensuivra une fièvre très-mauvaise.

Quand un écoulement considérable a lieu après la délivrance, les assistans sont, en général, alarmés avec raison, et il n'y a pas beaucoup à craindre qu'on se trompe sur cette circonstance, ou qu'on gouverne mal. Mais quand il ne paroît point d'écoulement, il arrive trop souvent que la malade ne veut point de secours de l'accoucheur; les assistans pensent qu'il seroit cruel de l'inquiéter, et même plusieurs accoucheurs, par timidité, ou de peur de lui causer de la douleur, évitent de secourir à temps. Ces craintes ont causé plusieurs tristes exemples; le suivant, que j'ai choisi parmi un grand nombre, suffit pour prouver la vérité de cette remarque.

Quatorzième observation. — Dans l'année 17..., une dame fut délivrée de son premier enfant, sans aucun secours extraordinaire ; mais, dans l'intention de faire sortir l'arrière-faix, on cassa le cordon : bientôt après, suivit un écoulement de sang.

Un accoucheur fut alors appelé ; mais ses premiers efforts furent insuffisans pour accomplir la délivrance du gâteau, et il fut détourné de les réitérer, par l'état de langueur de la malade, et parce qu'à chaque effort qu'il faisoit pour la secourir, elle tomboit en syncope.

La dame continua d'être très-foible jusqu'au sixième jour après la délivrance, qu'elle fut saisie de violens frissons ; avec cela, elle eut un écoulement très-putride par le passage de la matrice. La malade insista alors sur ce que je fusse appelé.

Nonobstant tous les moyens que je pus imaginer, la dame infortunée mourut le lendemain.

Il est donc facile à comprendre que, comme la vie de la malade n'est jamais exempte de danger qu'après que l'arrière-faix est sorti, un accoucheur ne doit jamais laisser une femme, même pendant un court espace de temps, sans être entièrement délivrée.

Après que le gâteau a été retenu pendant quelques heures, on peut, en général, le faire sortir par des efforts continus et nécessaires. La malade, il faut le dire, sera inévitablement exposée à quelques douleurs ; mais les souffrances passagères ne peuvent jamais être mises en comparaison avec les dangers auxquels elle seroit autrement exposée.

Quand l'arrière-faix, par un état de maladie, adhère

si fortement à la matrice qu'il ne peut en être entièrement séparé, peu de jours après que la portion dégagée est exclue, on injectera, de temps en temps, de l'eau tiède, par les moyens ordinaires, et on donnera une cuillerée à thé de quinquina, deux ou trois fois par jour. Ce traitement doit être continué jusqu'à ce que la portion retenue soit sortie.

Fin de la seconde Partie.

www.ingramcontent.com/pod-product-compliance
Ingram Content Group UK Ltd.
Pitfield, Milton Keynes, MK11 3LW, UK
UKHW021030180726
13838UKWH00004B/1710